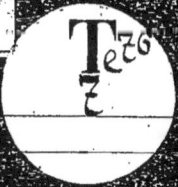

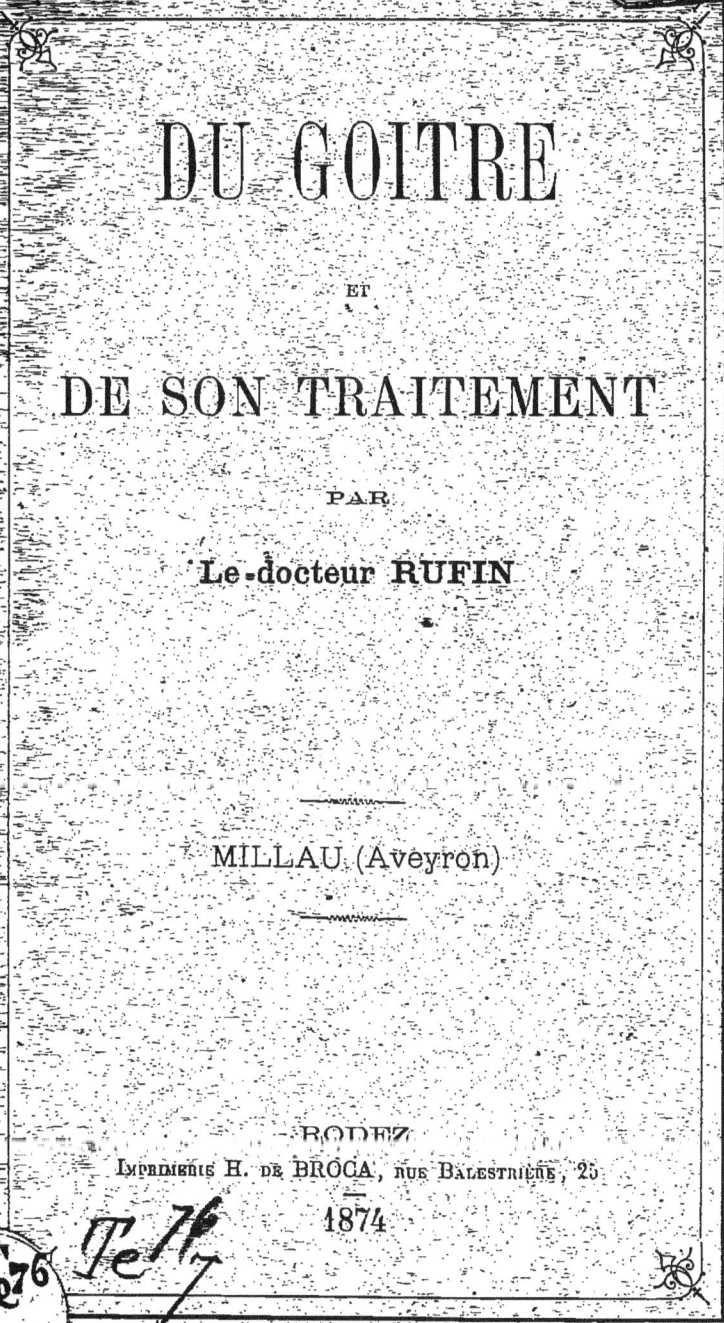

DU GOITRE

ET

DE SON TRAITEMENT

PAR

Le docteur RUFIN

MILLAU (Aveyron)

RODEZ

IMPRIMERIE H. DE BROCA, RUE BALESTRIÈRE, 25

1874

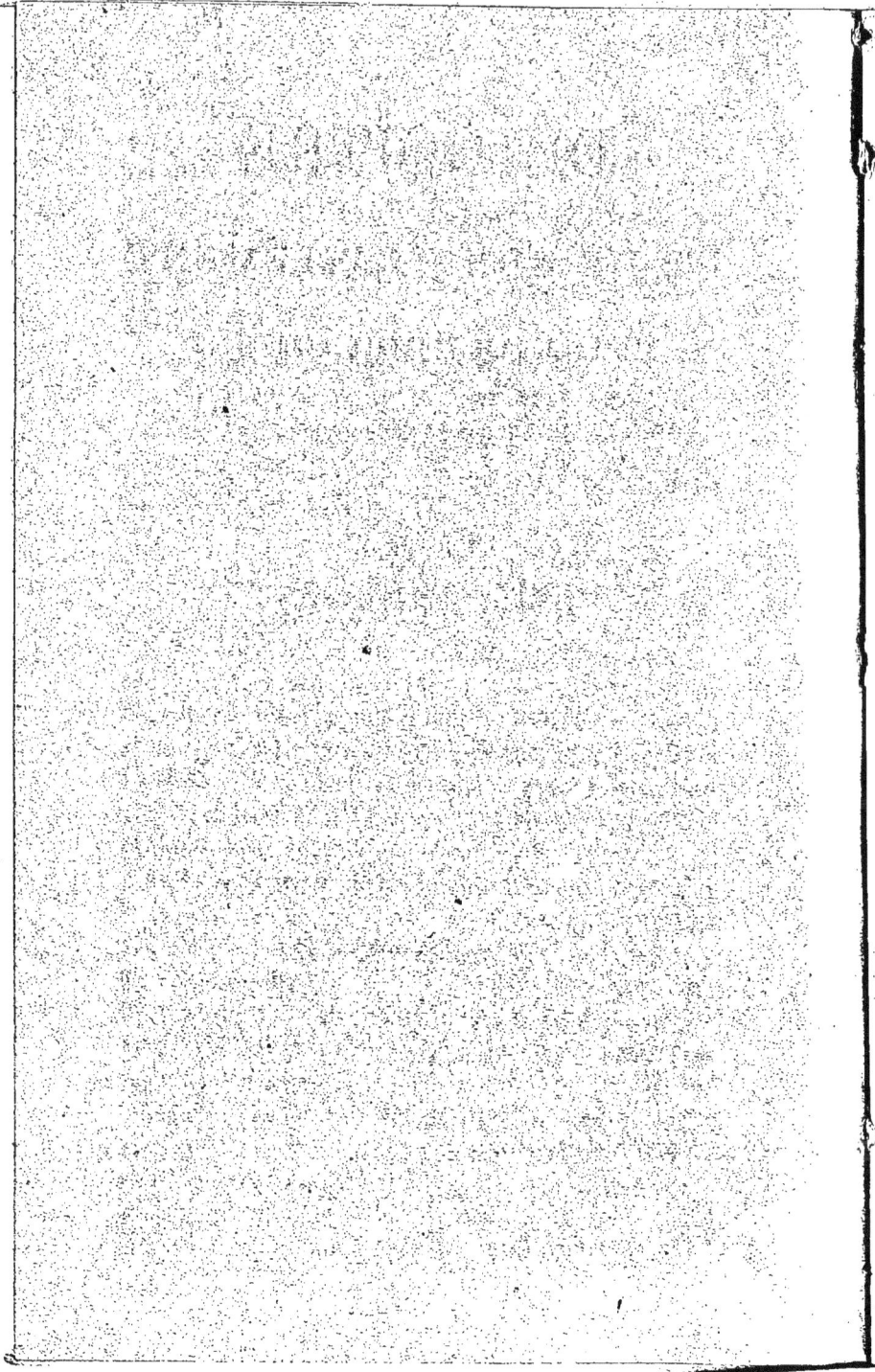

DU GOITRE

ET DE SON TRAITEMENT

PAR LA POUDRE VÉGÉTALE ATROPHIQUE

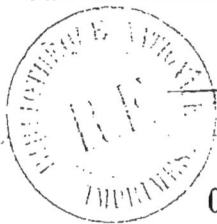

CHAPITRE Ier

DU GOITRE

Le mot GOÎTRE est une expression générique sous laquelle on a désigné différents états pathologiques. Ainsi, on a compris sous cette dénomination l'inflammation pure et simple du corps thyroïde, l'hypertrophie, les dégénérescenses de cet organe, et même la plupart des tumeurs développées à la partie antérieure du cou.

Aujourd'hui, grâce aux progrès de l'anatomie pathologique, et surtout grâce aux beaux travaux de Walther, de Sacchi, de Maunoir, de Cruveilhier et de tant d'autres, il n'est plus permis de confondre sous une même dénomination des affections aussi différentes par leur siége, leurs symptômes et le traitement qu'elles réclament.

A l'exemple de la plupart des auteurs modernes, nous réservons le nom de *Goître* à l'hypertrophie du corps thyroïde, caractérisée par une tumeur située à la partie antérieure et moyenne du cou dont la consistance, la forme et le volume présentent trois variétés, ou plutôt trois degrés d'une même maladie qui, par une série de transformations insensibles, passe d'un degré à l'autre en vertu d'une modification de la nutrition locale. Ces trois variétés, ou si l'on préfère, cet trois degrés sont :

1ᵉʳ degré — GOÎTRE CHARNU ;
2ᵉ degré — GOÎTRE SCROFULEUX ;
3ᵉ degré — GOÎTRE LYMPHATIQUE.

Nous empruntons la description de ces trois variétés du Goître à M. Vidal (de Cassis).

1ᵉʳ DEGRÉ. — Goître charnu.

L'hypertrophie de la glande thyroïde, hypertrophie que quelques auteurs ont appelée Goître charnu, consiste, comme le mot l'indique, dans une simple augmentation de la masse de l'organe, sans altération de texture. C'est le Goître qui s'observe le plus souvent chez les jeunes filles et chez les femmes ; il est ordinairement endémique.

Dans cette simple hypertrophie du corps thyroïde, la tumeur est généralement régulière, d'une consistance uniforme ; elle offre rarement des lobes distincts. La couleur et la consistance du tissu, l'humeur visqueuse qu'on en exprime n'offrent pas de changement. Le calibre des vaisseaux, surtout celui des veines, est notablement augmenté.

On conçoit combien de pareilles tumeurs, quand elles acquièrent un grand volume, doivent apporter de gêne dans la respiration et dans la circulation cérébrale.

2ᵉ DEGRÉ. — **Goître scrofuleux.**

Le Goître scrofuleux acquiert le plus souvent un volume considérable, et cependant, abstraction faite de son poids, il cause le moins d'incommodité. La tumeur est ordinairement irrégulière, divisée en lobes plus ou moins distincts, et quelquefois entourée de lobules tout-à-fait isolés de la masse principale; sa consistance varie dans les divers lobes qui la composent; elle dépend très-souvent de l'épaisseur et de l'état de distension de l'enveloppe cellulaire qui la recouvre. Cette membrane, qui n'est formée que par les couches du tissu cellulaire ambiant dans l'hypertrophie simple du corps thyroïde, change d'aspect dans le Goître scrofuleux, devient plus épaisse, compacte et résistante; tantôt elle forme une enveloppe commune qui s'étend à toutes les parties de la tumeur, en envoyant des prolongements dans l'intervalle de chacune d'elles; tantôt chaque lobe et chaque lobule a son enveloppe particulière : ce sont autant de véritables kystes. La matière contenue dans les divers lobes de la tumeur varie assez habituellement de couleur, de consistance, bien qu'on y trouve toujours un tissu analogue à celui des organes glanduleux. En général, les granulations et les autres parties qui constituent la thyroïde dans l'état sain sont beaucoup plus développées; le liquide est beaucoup plus abondant. Cette humeur ressemble tantôt à une huile épaisse, tantôt à un mucus filant, d'autres fois elle est comme albumineuse. La dureté de chaque lobe résulte de la quantité et de la consistance de l'humeur qui y est accumulée; mais en général, leur consistance est plutôt molle que dure et toujours accompagnée d'une certaine élasticité très-caractéristique.

3ᵉ DEGRÉ. — **Goître lymphatique.**

Il n'est pas rare de voir des Goîtres existant depuis
fort longtemps, qui offrent dans plusieurs points de
leur étendue une mollesse extrême, une vraie fluctuation, avec une élasticité très-prononcée de toute la
tumeur. C'est à cette variété qu'on a donné le nom de
Goître lymphatique. Ce goître est composé tantôt de
veinules translucides accolées entre elles, plus ou
moins dilatées, recouvertes d'une seule enveloppe cel-
luleuse; tantôt c'est une matière visqueuse ou albumineuse, semblable au blanc de l'œuf, qui remplit et
distend plus ou moins un kyste cellulo-fibreux.

Il est des cas dans lesquels la tumeur, malgré une
apparence de fluctuation prononcée, ne renferme pas
une goutte de liquide; mais son tissu est converti en
une matière spongieuse semblable au parenchyme du
placenta, de couleur variée et imprégnée d'un liquide
de nature diverse. Cette espèce particulière est facile
à reconnaître pendant la vie à sa mollesse uniforme,
à son élasticité et à l'incommodité qu'elle cause fréquemment par suite du volume considérable qu'acquiert la tumeur.

ETIOLOGIE DU GOITRE.

Le Goître peut régner sporadiquement; mais cette
forme est rare, et il est plus fréquent de le voir régner
d'une manière endémique.

Cette endémie se montre surtout dans les vallées
humides et profondes des Pyrénées, des Alpes, des
Cévennes, dans les Vosges, dans le Soissonnais, dans
l'Auvergne, etc. — Elle règne aussi dans le Valais,
le Tyrol, la Lombardie; dans quelques comtés de

l'Angleterre; en Espagne, dans les Asturies; dans l'Inde, dans les gorges des Cordillières. Suivant Gmelin, en Sibérie et dans les environs de Thirenskoï, les hommes et même les animaux sont sujets au Goître.

Le Goître se transmet par voie d'hérédité. Dans quelques familles, plusieurs individus en sont atteints, quoique habitant un pays où il n'est point endémique, où même il est rare.

Les femmes y sont plus sujettes que les hommes. D'après le docteur Mauson, de Notingham, cette proportion est de 105 pour 15. Sur 400 goîtreux que nous avons eu à traiter depuis 1848, nous avons noté 334 femmes et 66 hommes.

Le Goître apparaît à tout âge, mais c'est surtout dans l'enfance et l'adolescence qu'on l'observe le plus souvent. Chez les individus scrofuleux, le goître commence à se développer dans l'enfance; sa marche dans ces cas est ordinairement rapide. Enfin, le goître est fréquemment produit par les efforts et les cris, et souvent son développement date, chez les femmes, de leur première grossesse; les efforts et les cris d'un accouchement laborieux y contribuent aussi beaucoup plus souvent qu'on ne le croit.

La nature des eaux a été regardée par tous les auteurs comme étant une des causes du Goître. Dans un rapport, adressé il y a quelques années par le docteur Grange au ministre de l'agriculture et du commerce, la présence de la magnésie dans les aliments et dans les boissons est présentée comme prédisposant au goître. Il a constaté la présence de ce sel, non seulement dans les eaux potables, mais, suivant le même auteur, dans les cendres des graines; l'influence des boissons est telle, ajoute-t il, que quelques jeune gens, pour échapper à la loi du recrutement, se donnent des goîtres en buvant tous les jours quelques litres d'eau bien connue pour développer cette affection. Les eaux de neige, celles qui proviennent directement des glaciers, et auxquelles on a attribué la propriété de développer le goître, ne le donnent jamais lorsqu'elles ne reçoivent pas d'eaux étrangères. L'absence de brome et d'iode a été signalée par M. Chatin, dans les eaux des pays affectés de goître.

MARCHE, DURÉE ET PRONOSTIC DU GOITRE.

Les progrès du Goître sont d'une grande lenteur ; néanmoins, dans quelques cas, il peut se développer avec une désespérante rapidité. Si l'on suppose cette affection se déclarant chez un sujet de 15 à 18 ans, on peut présumer que son développement pourra se prolonger, à très-peu de chose près, jusqu'à la 40e ou la 50e année, de même qu'il ne s'étendra guère au-delà.

Une fois développé, le goître peut rester stationnaire ; puis il reprend sa marche sous des influences qu'on ne peut pas toujours apprécier. — Dans d'autres cas, la marche de l'affection semble se ralentir dans les temps secs, pour reprendre dans les temps humides un développement beaucoup plus rapide. Ce qu'il y a de certain, c'est que la tumeur diminue tous les quinzaine jours d'une manière pour ainsi dire périodique ; elle diminue même dans quelques cas d'une manière très-sensible, pour reprendre, quinze jours après, son volume habituel et même quelquefois le dépasser. Cette diminution que nous avons constaté chez 200 goîtreux au moins, de tout âge, de tout sexe et d'une durée très-variable de la maladie, vacille entre 5 à 12 millimètres. Et, observation curieuse, cette diminution coïncide toujours avec certaines phases lunaires. La tumeur commence à diminuer le jour où la lune a fait son plein ou le lendemain, continue à diminuer peu à peu pendant six ou sept jours, pour augmenter de nouveau et reprendre tout son développement et même le dépasser quelquefois le jour ou le lendemain du premier quartier de la lune.

Nous constatons ce fait sans chercher à l'expliquer ; le fait existe, tout le monde peut le contrôler. Nous nous bornons à faire remarquer que nous y avons trouvé une indication précieuse pour la réglementation du traitement que nous préconisons.

Peu développé, le goître ne détermine aucune gêne ; il ne constitue, dans ce cas, qu'une infirmité désagréable par la difformité qu'il occasionne. Le goître plus volumineux comprime les nerfs pneumo-gastrique et altère la voix qui prend le timbre particulier imitant le croassement. Si le tumeur devient plus considérable encore, la compression qu'elle ne peut qu'exercer sur les organes voisins, le larynx, les artères carotides, les veines jugulaires, l'œsophage, etc., doit nécessairement gêner les fonctions de ces organes. La respiration, la circulation se font difficilement, la suffocation devient imminente ; la déglutition n'a lieu qu'avec peine, la sécrétion des glandes salivaires comprimées est activée ; l'ouïe peut même être altérée et on cite quelques individus affectés du goître qui s'étendait jusqu'aux oreilles, chez lesquels il est survenu de la surdité. L'engorgement des veines jugulaires, déterminée par leur compression, se manifeste par la teinte rouge et quelquefois livide de la face ; il survient des congestions cérébrales, des vertiges, des assoupissements ; enfin l'apoplexie ou la suffocation peuvent même être le résultat des nouveaux progrès de la tumeur.

CHAPITRE II

TRAITEMENT DU GOITRE

PAR LA POUDRE VÉGÉTALE ATROPHIQUE

L'obscurité qui a régné pendant si longtemps sur la nature du goître a rendu son traitement tout à fait incertain ; de là, une foule de médicaments qui ont surchargé plutôt qu'enrichi la matière médicale. Mais depuis que la nature du goître a été parfaitement connue, et surtout depuis qu'on a réservé le nom de goître à l'hypertrophie du corps thyroïde, sans s'occuper de ses dégénérescences qui réclament un traitement approprié, on a proposé plusieurs médications qui ont donné des résultats assez avantageux. En effet, le remède de Planque, celui de Roussel, les pastilles de Dubois, les tablettes de Fodéré, la poudre de Sancy, etc., peuvent avoir sur le goître, dans quelques cas particuliers, une action manifeste, mais il faut reconnaître que ces préparations sont insuffisantes le plus souvent et ne donnent que des résultats négatifs.

M. Coindet, de Genève, ayant découvert la présence de l'iode dans les médicaments qui forment la base de ces préparations, soupçonna que ce corps simple en était le seul principe actif, et l'expérience vint bientôt confirmer ce soupçon.

L'Iode, en effet, a sur le goître des effets réellement avantageux ; aussi, on s'est empressé de conseiller l'administration directe des préparations iodées soit à l'intérieur soit à l'extérieur. Mais tous les praticiens savent que ce médicament, employé à l'intérieur, est en général assez difficilement supporté par l'estomac qu'il irrite parfois d'une manière fâcheuse, et peut même donner lieu à l'*Iodisme constitutionnel* signalé par Rilliet en 1860. Employé à l'extérieur, soit en pommade, soit en teinture pour friction ou badigeonage, ce médicament provoque dans quelques cas une inflammation de la tumeur qui n'est pas sans danger, à cause des nombreux abcès qui peuvent s'y former, ou des dégénérescences fâcheuses qui en résultent.

A part ces inconvénients déjà bien graves, il en a un autre plus grave encore que nous devons signaler : C'est l'action atrophique de l'iode, qui peut s'étendre aux mamelles chez les femmes et aux testicules chez les hommes. On comprendra facilement tous les inconvénients qui peuvent en résulter.

Il s'agit donc de trouver une médication qui puisse donner de bons résultats au point de vue de la guérison du goître, sans crainte d'agir d'une manière fâcheuse sur les organes essentiels de l'organisme.

Nous croyons avoir obtenu ce résultat en proposant pour le traitement du goître la poudre végétale atrophique que nous avons composée.

Après avoir expérimenté toutes les préparations conseillées dans le traitement de cette maladie, après avoir étudié leur action et leur combinaison intimes, nous sommes arrivés à cette certitude que les substances végétales qui contiennent de l'Iode et du Phosphore, additionnées — dans des proportions voulues — de substances végétales qui peuvent activer l'absorption intersticielle, constituent une combinaison qui a une action décisive sur le goître, quelle que soit sa durée, sa marche ou son développement, pourvu toutefois qu'il n'y existe aucune dégénérescence squirrheuse ou cancéreuse.

Nous avons donc composé avec plusieurs plantes, vivant soit dans l'air, soit à la surface ou au fond des eaux douces ou salées, une poudre végétale dont l'action sur le goître est très-décisive et si rapide qu'on obtient sa guérison définitive en 45 ou 60 jours. Une expérience de 25 années et la guérison de plus de 330 goîtreux de tout âge, de tout sexe, de toute condition, nous autorise à donner cette assurance d'autant plus précieuse que les personnes délicates, les femmes et les enfants peuvent faire usage de cette médication sans aucun inconvénient pour leur santé.

Voici quelques données statistiques qui, mieux que tout autre moyen, feront connaître l'efficacité du traitement que nous préconisons.

Sur 400 goîtreux (66 hommes et 334 femmes) que nous avons eu à traiter depuis 1848, 225 étaient atteints du goître charnu, 122 du goître scrofuleux, et 53 du goître lymphatique.

Age.	Goître Charnu.	Goître Scrofuleux.	Goître Lymphatique.
Au-dessous de 20 ans	95	52	0
de 20 à 30	66	36	0
de 30 à 40	37	20	8
de 40 à 50	18	10	30
de 50 à 60	9	4	15
Totaux......	225	122	53

Sur 225 cas de goître charnu, nous avons obtenu 168 guérisons définitives, 48 récidives et 9 insuccès. Toutes les guérisons ont été obtenues après un traitement de 45 jours à 3 mois; toutes les récidives ont nécessité un nouveau traitement qui nous a toujours donné un résultat définitif; tous les insuccès se rapportent aux goîtreux âgés de plus de cinquante ans.

Sur 122 cas de goître scrofuleux, nous avons obtenu 72 guérisons définitives, 32 récidives qui ont nécessité un nouveau traitement et 18 insuccès qui se rapportent aux goîtreux âgés de plus de 30 ans.

· Sur 53 cas de goître lymphatique nous avons obtenu 10 guérisons définitives et 43 insuccès. Ces dix guérisons se rapportent aux goîtreux âgés : six de 30 à 40 ans et quatre de 40 à 50 ans. La durée du traitement a été pour 2 de trois mois, pour 5 de quatre mois et demi et pour les autres 3 de six mois.

$$\left. \begin{array}{l} \text{Guérisons définitives.....} \quad 330 \\ \text{Insuccès.................} \quad 70 \end{array} \right\} \; 400$$

Nous n'avons pas besoin d'insister sur les résultats obtenus par le traitement que nous préconisons depuis 25 ans. Les données statistiques que nous venons de fournir suffisent pour établir la supériorité de ce traitement sur tous ceux qui ont été employés jusqu'à ce jour.

Il ne nous reste plus qu'à indiquer les doses et la manière d'employer cette médication, ainsi que le régime et les soins hygiéniques qu'elle réclame.

La dose de la poudre végétale atrophique est de 175 grammes, divisée en deux flacons.

La moitié de cette dose, soit un seul flacon, suffit habituellement pour obtenir la guérison du goître chez les enfants au-dessous de quinze ans.

La dose entière ; soit deux flacons, est absolument nécessaire pour obtenir la guérison définitive du goître chez tous les sujets âgés de quinze à vingt-cinq ans.

Deux doses, soit quatre flacons, sont absolument nécessaires pour tous les goîtreux âgés de vingt-cinq à quarante ans.

En général, chez les sujets âgés de plus de quarante ans, atteints du goître lymphatique, il faut quatre doses, soit 8 flacons,

Les deux époques de l'année les plus favorables pour ce traitement sont les trois mois du printemps et les trois mois de l'automne. Il faut tenir grand compte de cette remarque chaque fois qu'il s'agit d'un goître endémique ou d'un goître qui par sa nature *(lymphatique)*, sa durée ou son développement excessif pourra inspirer des craintes sérieuses sur le résultat du traitement qu'on va entreprendre. Quant au goître sporadique, qu'il soit charnu ou scrofuleux, on peut commencer le traitement chez des individus âgés de moins de quarante ans à toutes les époques de l'année; la guérison — à peu d'exception près — est toujours assurée.

Quelle que soit l'époque de l'année qu'on aura choisie pour ce traitement, *on ne doit jamais le commencer que le jour où la lune aura fait son plein ou le lendemain. Cette condition est de rigueur dans tous les cas.* Cette règle si essentielle pour la guérison du goître, est basée sur l'observation des faits dont nous avons parlé en étudiant la marche et le développement du goître.

Vingt-quatre heures avant de commencer le traitement, on mettra un flacon de poudre végétale atrophique dans un litre de vin blanc, modérement alcoolique, et en ayant soin de le bien agiter; on prendra chaque matin à jeun, deux heures avant le premier repas, un quatorzième de cette mixture, de manière à prendre le tout dans quatorze matins. Après quatorze jours de l'usage de ce remède, on attendra quatorze jours francs, et on prendra le second flacon de la même manière que le premier. — Si après cette dose on n'obtient pas le résultat voulu, on doit, en se reposant quatorze jours chaque fois, et tout en tenant grand compte du point lunaire, continuer le traitement jusqu'à ce que le goître aura sensiblement diminué; mais une fois ce résultat obtenu, il faut cesser l'usage de cette mixture, et attendre la résolution complète de l'hypertrophie du corps thyroïde qui s'opère habituellement dans le courant du mois.

Pendant ce traitement il faut suivre un régime doux et nourrissant, principalement composé de viandes blanches bouillies ou rôties; des poissons d'eau douce ou de mer, et dans ce dernier cas des poissons plats de préférence; des œufs frais, des légumes frais, des fruits mûrs de la saison. — L'usage modéré du vin aux repas est indispensable; on peut le prendre pur ou coupé avec de l'eau et mieux encore avec les eaux minérales naturelles et entre autres celles de Challes, de Coise près Chambéry, de l'Echaillon, d'Uriage, de Pougues, etc. — Dans les pays où le goître est endémique, il faut, pendant tout le temps du traitement et même quelques temps après la guérison, ne faire usage que de l'eau pluviale que l'on recueille dans les citernes.

En même temps il faut se priver du thé, du café, des liqueurs, du pain de seigle, des choux, des poireaux, des oignons, de l'ail, des épices, des viandes salées, des ragoûts, du poivre, des poissons salés, des légumes secs, de la salade et en général de tous les mets de haut goût et de tout ce qui se digère difficilement.

Pendant ce traitement, il est essentiel de se mettre à l'abri des variations brusques de la température, d'éviter avec soin le froid et l'humidité et de porter constamment autour du cou une légère cravate en laine.

Ce régime sera observé non seulement pendant le traitement, mais encore pour éviter et pour prévenir les rechûtes, pendant cinq ou six mois après la guérison.

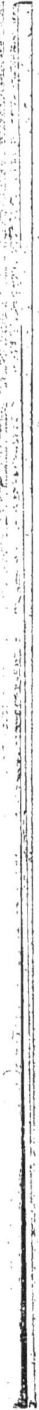

PRIX

La dose de poudre végétale atrophique, soit 2 flacons, — *franco*................. **30 francs**

Toutes les demandes doivent être accompagnées du montant en billets de banque ou en un mandat sur la poste. — *Adresse lisible.*

ADRESSER TOUTES LES DEMANDES :

A M. le Docteur RUFIN, à Millau (Aveyron.)

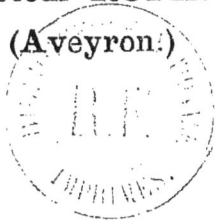

Rodez. — Imprimerie H. DE BROCA, rue Balestrière, 25.

158

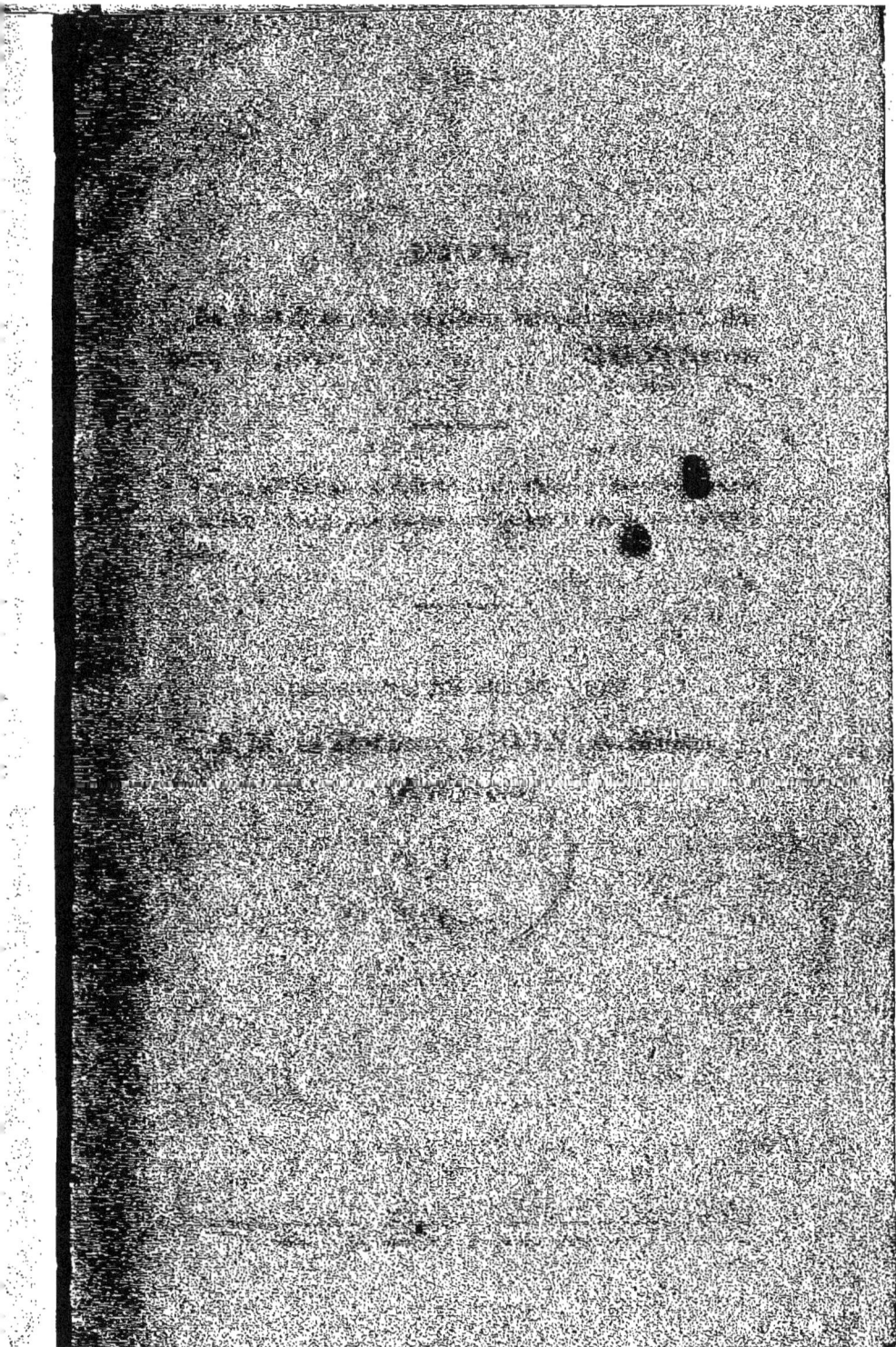